Seniorenbeschäftigung Rätsel

Umschreibung Körperteile

Wie heißt das gesuchte Wort?

Casilda Berlin

Weitere Bücher für Senioren von Casilda Berlin:

Umschreibung Tiere – Wie heißt das gesuchte Tier? Band 1
Seniorenbeschäftigung Rätsel
ISBN-13: 978-1978395756

Umschreibung Gegenstände – Wie heißt der gesuchte Gegenstand?
Seniorenbeschäftigung Rätsel
ISBN-13: 978-1978430990

Umschreibung Blumen und Garten – Wie heißt die Blume oder der Gegenstand?
Seniorenbeschäftigung Rätsel
ISBN-13: 978-1977997524

Umschreibung Alte Schätzchen – Wie heißt das gesuchte Wort?
Seniorenbeschäftigung Rätsel
ISBN-13: 978-1979365628

Umschreibung Essen und Trinken – Wie heißt die Speise oder das Getränk?
Seniorenbeschäftigung Rätsel
ISBN-13: 978-1984179555

Umschreibung Haushalt – Wie heißt das gesuchte Wort?
Seniorenbeschäftigung Rätsel
ISBN-13: 978-1985219472

Umschreibung Kleidung – Wie heißt das gesuchte Wort?
ISBN-13: 978-1986117074

Besuchen Sie die Autorin Casilda Berlin, und holen Sie sich
1 kostenloses ebook zum Ausmalen:

www.casilda-berlin.de

Alle Rechte vorbehalten.
Kein Teil des Werkes darf ohne vorherige schriftliche Genehmigung des Verlages reproduziert oder elektronisch gespeichert werden.

ISBN: 978-1986785846

Wie heißt das gesuchte Wort zum Thema Körperteile?

Viele Senioren lösen gerne Rätsel, auch dann, wenn die grauen Zellen etwas nachgelassen haben. In der Seniorenbeschäftigung gehören Rätsel inzwischen zu den Klassikern.

Dieses Rätselbuch eignet sich für Einzel- und Gruppenmaßnahmen und wird mit einem Begleiter durchgeführt. So kann es auch für einen unterhaltsamen Nachmittag unter Freunden oder in der Familie, wo es um Seniorenbeschäftigung geht, zum Einsatz kommen.

In diesem Buch geht es um das naheliegendste Thema überhaupt – den eigenen Körper – ein Thema, zu dem jeder Teilnehmer etwas beitragen kann. Egal ob Nase, Glatze, Narbe, Blinddarm, Leber, Zehen oder Taille – alle zu erratenden Körperteile sind Senioren bekannt.

Teilnehmer, die den gesuchten Begriff erraten, erleben freudige Erfolgserlebnisse. Diese können verstärkt werden, indem für jede richtige Lösung eine Kleinigkeit wie z. B. ein Schokoriegel oder ein Bonbon überreicht wird.

Das Buch wurde im Praxisalltag in der Seniorenbetreuung entwickelt, um die geistigen Fähigkeiten und die Kommunikation anzuregen. Die grauen Zellen werden dadurch spielerisch trainiert und auf Vordermann gebracht.

Die Rätsel-Anforderungen passen für die Pflegegrade 1 bis 3, in Einzelfällen auch für Pflegegrad 4.

So gelingt die Rätselrunde:

Alle Teilnehmer beteiligen sich daran, herauszufinden, welches Wort gemeint ist.

Eine Person (z. B. Familienangehöriger, Partner, Gruppenleiter oder Begleiter) erklärt die Vorgehensweise:

Mehrere kurze Sätze geben Hinweise auf das gesuchte Wort.

Jeder Satz wird langsam und für alle Teilnehmer gut verständlich vorgelesen. Nach jedem Satz wird eine kleine Pause eingelegt und gefragt, ob es Vorschläge zu dem gesuchten Begriff gibt.

Der erste Satz wird dann wiederholt, anschließend der zweite ergänzt.

Dann werden beide Sätze wiederholt und der dritte Satz ergänzt. Der Begleiter fragt erneut nach Ideen.

Nach und nach wird Satz für Satz vorgelesen, bis das gesuchte Wort gefunden ist.

Wenn die Teilnehmer keine Lösung finden, nennt der Begleiter am Ende den gesuchten Begriff.

Wird das Wort vorzeitig erraten, werden die noch übrigen Sätze vorgelesen.

Anschließend geht es weiter mit der nächsten Seite.

1. Bei diesem Körperteil fragt sich manch einer, warum es dieses überhaupt gibt.
2. Je nach Geschmack geht es hier um Striche, Linien oder Bögen.
3. Es schützt vor Nässe, Staub und Schweiß.
4. Die Farbe ist meistens identisch mit der Farbe der Kopfbehaarung.
5. Viele Frauen bringen es regelmäßig in Form.
6. An der Gesichtsmimik hat es einen großen Anteil.
7. Es ist ein Teil der Gesichtsbehaarung und immer paarweise vorhanden.

Antwort: Augenbrauen

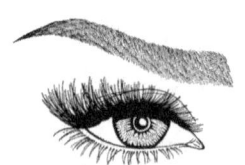
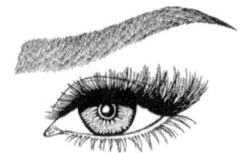

1. Dieses Körperteil ist für Anhalter das wichtigste Werkzeug.
2. Es besteht im Unterschied zu benachbarten Körperteilen nur aus zwei Gliedknochen.
3. Einige Menschen können es über 90 Grad nach hinten biegen.
4. Wie wichtig es im Alltag ist, zeigt sich oft erst, wenn es defekt ist.
5. Es ist ein Körperteil, das zum Körper hin zeigt.
6. Um eine Faust zu machen, ist es unverzichtbar.
7. Man kann hiermit die Fingerspitzen der Finger derselben Hand berühren.
8. Wenn jemand ein Händchen für Blumen hat, dann sagt man: „Er hat einen grünen ….".

Antwort: Daumen

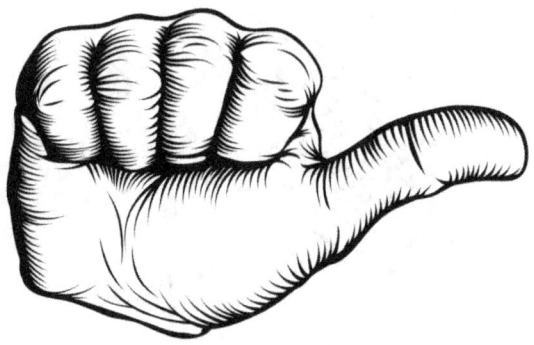

1. Gesucht wird ein Körperteil, das eine gelbgrüne bis bräunliche Flüssigkeit enthält.
2. Wenn es zu viele Probleme bereitet, wird es operativ entfernt.
3. Bei zu viel Fett muckt es schon mal auf.
4. Dieses Organ ist ein wichtiger Verdauungshelfer.
5. Bei einer Störung können schmerzhafte Koliken auftreten. Besonders Frauen sind hiervon betroffen.
6. Bei manchen Menschen ist dieses Organ steinreich.
7. Wenn man sich sehr ärgert, kann dieses Organ schon mal überlaufen.

Antwort: Galle

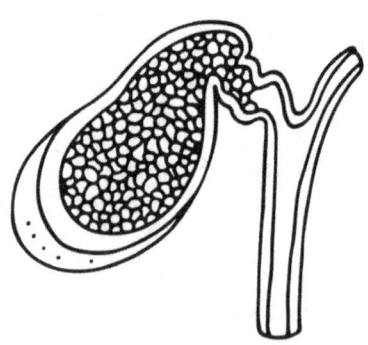

1. Dieses Körperteil besteht aus einem Knorpelgerüst.
2. Es hat einen großen Einfluss auf die Optik eines Menschen.
3. Es kann zu sehr nach links oder rechts geschwungen sein.
4. Ist dieses Körperteil zu markant, kann es das ganze Erscheinungsbild des Gesichts beeinträchtigen.
5. Ein bekanntes Sprichwort besagt, dass man an diesem Körperteil erkennen kann, ob jemand die Wahrheit sagt.
6. Der gesuchte Begriff meint den weichen Teil am Ende der Nase.

Antwort: Nasenspitze

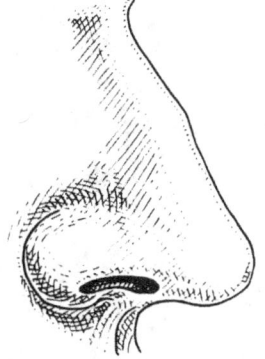

1. Gesucht wird ein Körperteil, das man an verschiedenen Stellen am menschlichen Körper findet.
2. Es besteht aus Keratin, das ist der Baustoff, aus dem auch Fingernägel bestehen.
3. Wenn etwas offensichtlich falsch ist, wird es mithilfe dieses Körperteils herangezogen.
4. Mit zunehmendem Alter verblasst die Farbe.
5. Je nach Körperbereich schützt es gegen Kälte.
6. Bei allen Säugetieren wächst es aus der Haut.
7. Wenn man sich über etwas ärgert, könnte man sich dieses Körperteil vom Kopf raufen.
8. Dieses Körperteil gibt es in schwarz, braun, rot, grau oder blond.

Antwort: Haar

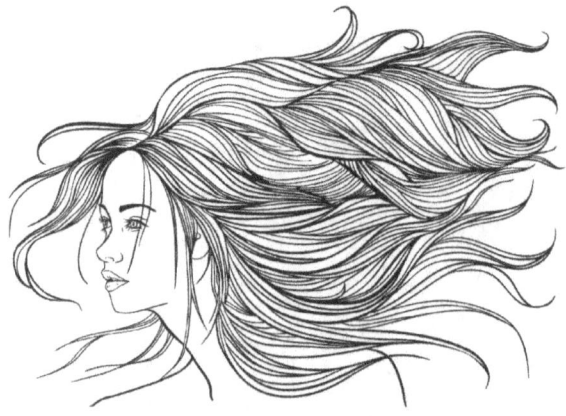

1. Hier befindet sich das größte Gelenk des menschlichen Körpers.
2. Egal ob beim Sitzen, Gehen oder Laufen – dieses Körperteil wird bei jeder Bewegung belastet.
3. Wenn ein Fluss oder ein Rohr eine starke Biegung macht, wird die Stelle auch mit diesem Begriff bezeichnet.
4. Viele Senioren haben mit diesem Körperteil Probleme.
5. Wenn es Schmerzen verursacht, ist ein Orthopäde der richtige Ansprechpartner.
6. Es ist das Gelenk zwischen Ober- und Unterschenkel.

Antwort: Knie

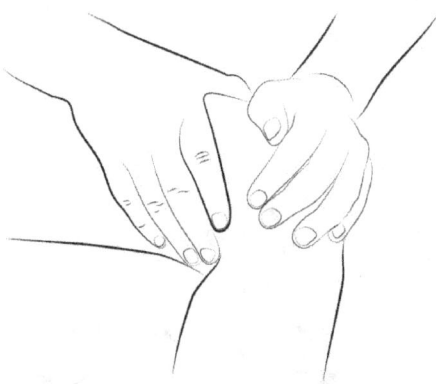

1. Mit zunehmendem Alter entwickelt sich an diesem Körperteil Hornhaut.
2. Nach längerem Aufenthalt im Wasser geht es hier sehr faltig zu.
3. Dieses Körperteil ist dafür bekannt, dass es besonders kitzelig ist.
4. Das gesamte Körpergewicht ruht darauf.
5. Von diesem Körperteil haben Menschen zwei, Hunde und Katzen vier.
6. Bei zu engen Schuhen entstehen hier Blasen.

Antwort: Fußsohle

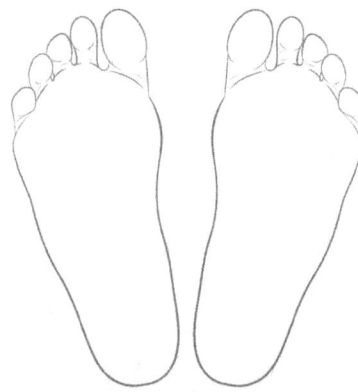

1. Hiervon haben alle Menschen und die meisten Tiere zwei.

2. Mit zunehmendem Alter wird es größer, aber es lässt trotzdem in seiner Funktion nach.

3. Das Innenteil ist wie eine Schnecke angeordnet.

4. Das Gleichgewicht wird von diesem wichtigen Organ gesteuert.

5. Von außen erkennbar ist es an einer Muschel.

6. Es ist in der Lage, die Position von Geräuschen zu lokalisieren.

7. Wenn man eine Melodie nicht aus dem Kopf herausbekommt, dann befindet sich ein Wurm in diesem Organ.

Antwort: Ohr

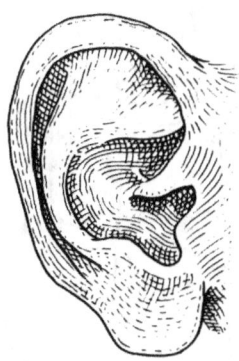

1. Typisch für dieses Körperteil ist eine leicht gewölbte ebenmäßige Oberfläche.
2. Es bedarf regelmäßiger Pflege, denn wenn es vernachlässigt wird, wirkt das auf die Mitmenschen unhygienisch.
3. Bei Nährstoffmangel bricht es häufig ab oder reißt ein.
4. Weiße Flecken sollen auf einen Eisenmangel hinweisen.
5. Es eignet sich zum Kratzen und Knabbern.
6. Dieses Körperteil hat jeder Mensch in zehnfacher Ausführung.
7. Frauen lackieren es gerne rot.

Antwort: Fingernagel

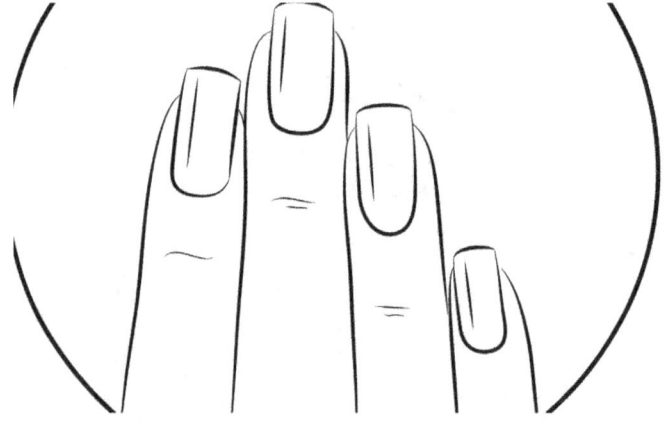

1. Gesucht wird ein wahres Wunderwerk, denn dieses Körperteil hat viele verschiedene Funktionen inne.
2. Es ist ein Paradies für Kleinstlebewesen, denn hier herrschen tropische Temperaturen von 36 Grad.
3. Es ist der oberste Teil des Verdauungstraktes.
4. Manchmal befindet sich hier dicke Luft.
5. So wie die Nase, so ist auch dieses Körperteil wichtig für die Atmung.
6. Im Laufe eines Lebens werden hier durchschnittlich 25.000 Liter Speichel produziert.
7. Wenn man etwas Leckeres sieht, läuft hier das Wasser zusammen.
8. Hier befinden sich Zähne, Zunge, Gaumen und Rachen.

Antwort: Mund

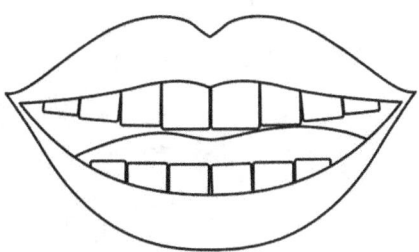

1. Dieses Körperteil besteht aus Knochen, Sehnen, Muskeln und Nerven.
2. Insgesamt sind 27 Knochen vorhanden.
3. Die Bewegungen sind durch 35 verschiedene Muskeln möglich.
4. Man kann hiermit bis zu 60 verschiedene präzise Bewegungen ausüben.
5. Das wahre Alter eines Menschen ist meistens hieran zu erkennen.
6. Wahrsager können aus diesem Körperteil die Zukunft lesen.
7. Es befindet sich am Ende des Arms und besteht aus 5 Fingern.

Antwort: Hand

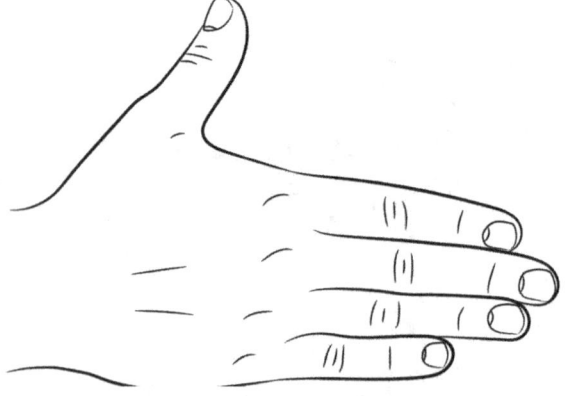

1. Gemessen an der Größe ist dieses Körperteil der stärkste Muskel eines Menschen.
2. Die Hälfte aller Menschen kann dieses Körperteil rollen.
3. Wenn man will, kann man es herausziehen oder heraus strecken.
4. Manchmal ist es belegt.
5. Mundgeruch entsteht meistens dann, wenn sich auf diesem Körperteil Keime befinden.
6. Hier sind bis zu 9.000 Geschmacksknospen angesiedelt.
7. Man braucht es zum Kauen, Schmecken, Schlecken, Schlucken und Sprechen.

Antwort: Zunge

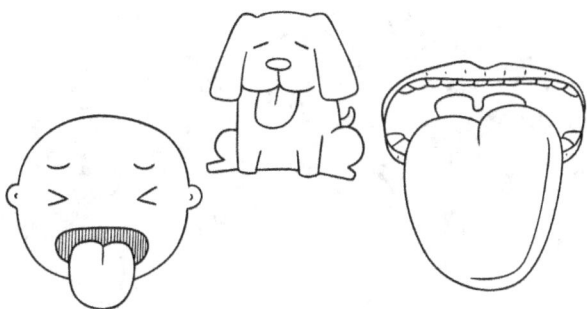

1. Dieses gesuchte Organ besteht großenteils aus Muskeln und ist innen hohl.
2. Es besteht aus Vorhöfen und Kammern.
3. Seine Aufgabe besteht darin, das Blut in alle Körperbereiche zu pumpen.
4. Es pumpt pro Minute ungefähr 5 Liter Blut durch den Körper.
5. Man kann es hören, wenn man sein Ohr auf die Brust einer anderen Person legt.
6. Wenn man erleichtert ist, fällt ein Stein von diesem Körperteil.
7. Seit tausenden Jahren ist es das Symbol für Liebe.

Antwort: Herz

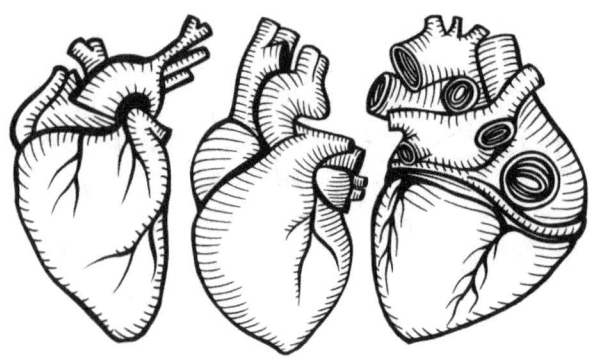

1. Gesucht wird das komplexeste Organ des Menschen.
2. Es hat ein Gewicht von ungefähr 1,3 Kilogramm.
3. Die Konsistenz dieses Organs ist ungefähr so wie ein fester Wackelpudding.
4. Das hier vorhandene Nervengewebe besteht aus einer Billion Nervenzellen.
5. Es gibt keinen Zusammenhang zwischen Intelligenz und Gewicht dieses Körperteils.
6. Von hier aus werden Befehle verarbeitet und gesendet, um die Organe zu steuern.
7. Als Schutz vor äußeren Einflüssen ist es von kräftigen Schädelknochen umgeben.

Antwort: Gehirn

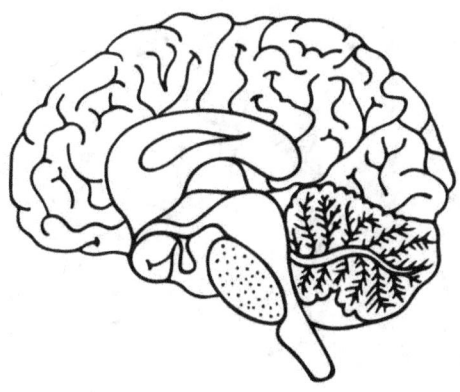

1. Es hat wichtige Funktionen für die Immunabwehr des Körpers.
2. Wenn es sich häufig entzündet, wird es operativ entfernt.
3. Es befindet sich am Übergang von der Mundhöhle zum Rachen.
4. Bei Problemen ist ein Hals-Nasen-Ohren-Arzt der richtige Ansprechpartner.
5. Alles, was den Mund durch Schlucken passiert, kommt zwangsläufig hier vorbei.
6. Eine Entzündung verursacht Halsschmerzen und Schluckbeschwerden.
7. Eine nussähnliche Frucht wird auch so bezeichnet und häufig zum Backen verwendet wie zum Beispiel beim Bienenstich.

Antwort: Mandeln

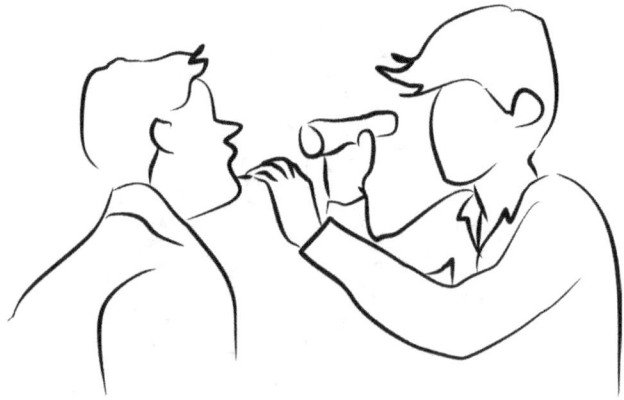

1. Dieses Körperteil hat eine Gesamtlänge von ungefähr 9 Metern.
2. Typisch ist die schlauchartige zusammengefaltete Form.
3. Je nach Abschnitt wird dieses Organ in dick, dünn oder blind eingeteilt.
4. Obwohl es sich im Bauchraum befindet, ist es über Millionen von Nervenzellen direkt mit dem Gehirn verbunden.
5. Das gesuchte Körperteil gehört zum Verdauungstrakt.
6. Speisebrei, der direkt aus dem Magen hier ankommt, wird durch dieses Organ erst richtig verdaut.
7. Wenn dieses Organ streikt, kann es zu Verstopfung oder Durchfall kommen.

Antwort: Darm

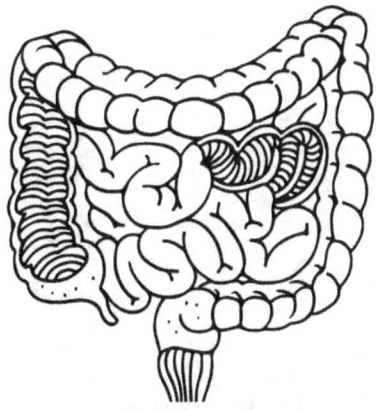

1. Ohne dieses Körperteil kann man nicht aufrecht gehen.
2. Im Profil betrachtet ist es wie ein doppeltes S gekrümmt.
3. Bei Problemen mit diesem Körperteil ist ein Orthopäde der richtige Ansprechpartner.
4. Es umhüllt und schützt das Rückenmark.
5. Verschiedene Teile des Skeletts werden hierdurch miteinander verbunden.
6. Es trägt die Last von Kopf, Rumpf und Armen.
7. Rückenschmerzen hängen meistens mit diesem wichtigen Teil des Skeletts zusammen.

Antwort: Wirbelsäule

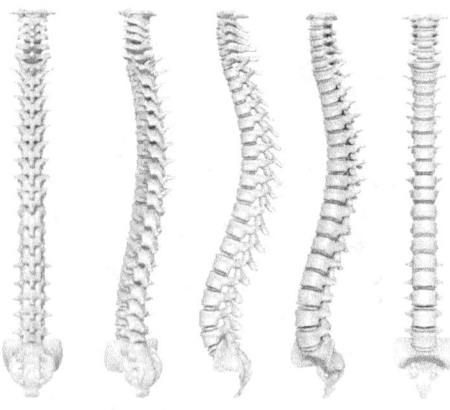

1. Wenn man möchte, kann man diesen Körperbereich in Falten legen.
2. Manchmal deckt ein Pony alles ab.
3. Wenn man sich einer Sache stark entgegensetzt, dann bietet man ihr dieses Körperteil.
4. Wenn dieses Körperteil zu hoch oder fliehend ist, wird das häufig als unschön empfunden.
5. Manchmal treten in diesem Bereich Kopfschmerzen auf.
6. Dieses Körperteil befindet sich zwischen den Augen und dem Haaransatz.
7. Aschermittwoch wird ein Aschenkreuz darauf gemalt.

Antwort: Stirn

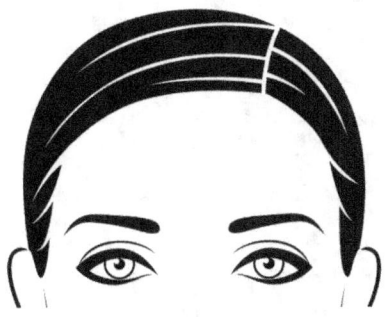

1. Das gesuchte Körperteil ist ein Flügel, der nicht fliegen kann.
2. Pro Minute fließen bis zu 6 Liter Blut hier durch.
3. Dieses Organ befindet sich geschützt im Brustkorb und enthält ca. 300 Millionen Bläschen.
4. Bei jedem Atemzug werden von diesem Organ ca. 1/5 des eingeatmeten Sauerstoffs aufgenommen.
5. Es ist das überlebenswichtigste Atemorgan.
6. Durch Rauchen wird dieses Organ geschädigt.

Antwort: Lunge

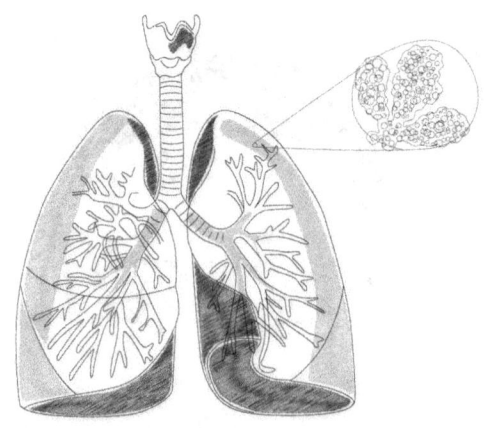

1. Gesucht wird ein wichtiges Tor zur Welt.

2. Die meisten Menschen und Tiere haben hiervon zwei. Einige Tiere haben mehr, einige nur eins oder gar keins.

3. Das Körperteil ist braun, grün, blau oder grau, in seltenen Fällen auch rot.

4. Es nimmt 90 % aller Sinneseindrücke auf.

5. Es ist in der Lage, visuelle Reize von außen wahrzunehmen und in elektrische Impulse umzuwandeln.

6. Punkte in Würfel- oder Kartenspielen werden auch so bezeichnet.

7. Es ist das Sinnesorgan, mit dem man sehen kann.

Antwort: Auge

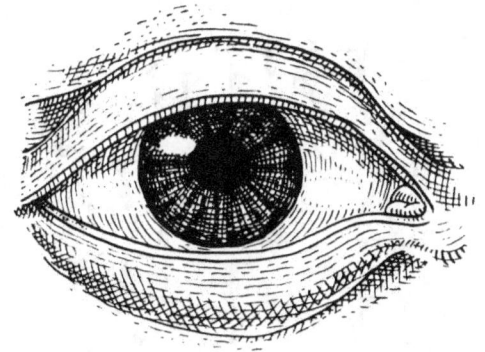

1. Die besondere Fähigkeit dieses Körperteils zeigt sich besonders beim Spielen von Musikinstrumenten.
2. Auf der Unterseite befinden sich ganz bestimmte Muster.
3. Kriminelle hinterlassen durch dieses Körperteil verdächtige Spuren.
4. Einige Menschen können dieses Körperteil über 50 Grad nach hinten biegen.
5. An den Spitzen befinden sich viele Nerven, was dieses Körperteil sehr empfindlich macht.
6. Man kann von diesem Körperteil einen verräterischen Abdruck machen.
7. An jeder Hand befinden sich jeweils 5 dieser Körperteile.

Antwort: Finger

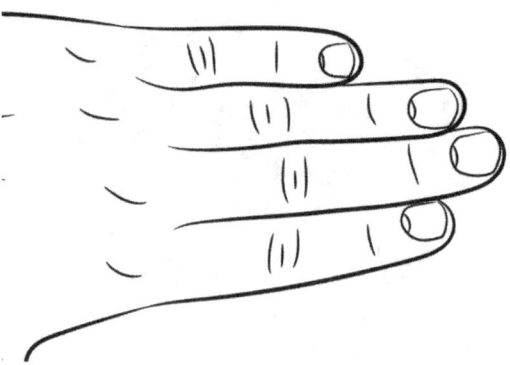

1. Über dieses Körperteil freuen sich nur wenige Menschen.
2. Es zeigt sich erst im fortgeschrittenen Alter.
3. Die Anwesenheit dieses Körperteils zeigt sich besonders dann, wenn man das heutige Aussehen mit Fotos aus der Vergangenheit vergleicht.
4. Frauen geben viel Geld aus, um dieses Körperteil verschwinden zu lassen.
5. Bei Rauchern und Sonnenanbetern entwickelt sich dieses Körperteil besonders stark.
6. Im Gesicht ist es oft ein Ergebnis der Mimik.
7. Wenn man könnte, würde man es am liebsten wegbügeln wie bei einem zerknitterten Hemd.

Antwort: Falten

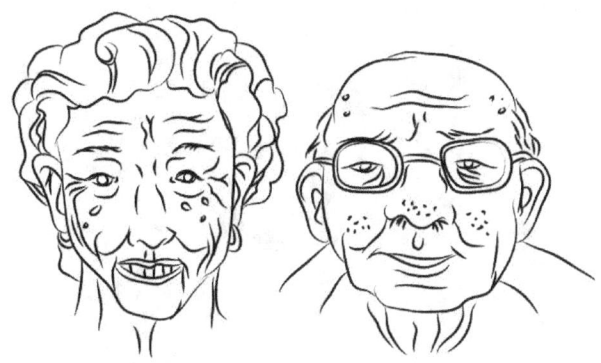

1. Gesucht wird das größte Organ des Menschen.
2. Es ist dehnbar und elastisch.
3. Es ist sehr sensibel und reagiert auf Schmerzen, Druck und Temperaturen.
4. Hier befinden sich Drüsen für Schweiß und Talg.
5. Durch Sonneneinstrahlung wird es dunkler.
6. Mit zunehmendem Alter wird es faltig.
7. Es bedeckt die gesamte Körperoberfläche des Menschen.

Antwort: Haut

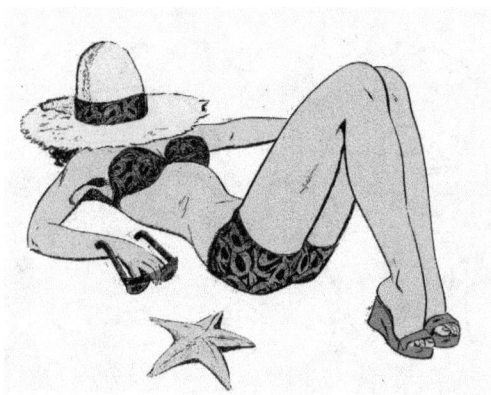

1. Dieses Körperteil befindet sich zwischen Kopf und Rumpf.
2. Im vorderen Bereich dieses Körperteils kann man den Puls fühlen.
3. Wenn man immer mehr haben möchte, kriegt man dieses Körperteil nicht voll.
4. Hier verlaufen wichtige Versorgungsbahnen wie Blutbahnen, Luftröhre und Speiseröhre.
5. Alle Menschen und viele Tiere haben diesen deutlich eingeschnürten Körperabschnitt.
6. Wenn man sich mehrmals räuspern muss, kann ein Frosch daran schuld sein, der sich in diesem Körperteil befindet.
7. Giraffen haben den längsten – bei ihnen kann dieses Körperteil 2 Meter lang werden.

Antwort: Hals

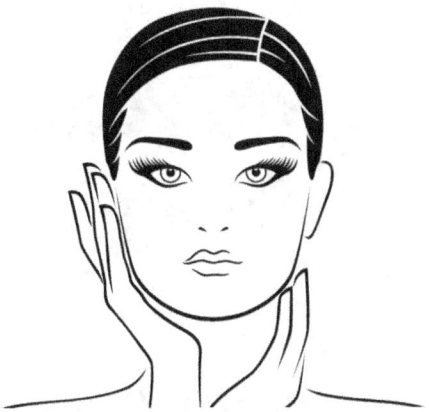

1. Man sagt, dieses Körperteil ist das schönste Tor zur Seele einer Frau.
2. Bei dunkelhäutigen Menschen hat es meistens mehr Volumen.
3. Die Haut ist siebenmal empfindlicher als die von Fingerkuppen.
4. Junge Mädchen und Frauen pflegen dieses Körperteil täglich.
5. Wenn es schwer fällt, etwas zu sagen, wollen Worte nicht über dieses Körperteil.
6. Bei Tieren nennt man es Lefze.
7. In einem bekannten Schlagerlied heißt es, dass man dieses Körperteil in rot küssen soll.

Antwort: Lippe

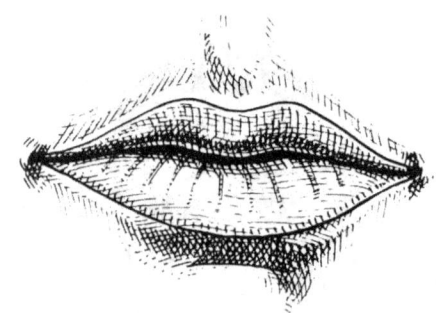

1. Dieses Körperteil gehört zu den wichtigsten Ausscheidungsorganen.
2. Typischerweise hat dieses Organ eine Form wie eine Bohne.
3. Die meisten Menschen haben dieses Organ in zweifacher Ausführung.
4. Wie die Blase, Harnleiter und Harnröhre zählt auch dieses Organ zum Harnsystem.
5. Wenn einem etwas sehr nahe geht, dann geht das auch an dieses Organ.
6. Menschen, bei denen dieses Organ nicht mehr funktioniert, sind auf eine Dialyse angewiesen.
7. Eine bekannte Redewendung in der Bibel besagt: „Du gerechter Gott, prüfst Herzen und N…..".

Antwort: Niere

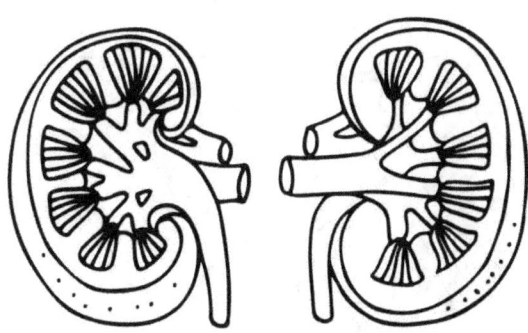

1. Obwohl es täglich hunderte Male in Bewegung ist, wird dieses Körperteil kaum beachtet.
2. Wenn man ein langärmeliges Oberteil trägt, kann man dieses Körperteil nicht sehen.
3. Hier treffen Oberarm und Unterarm aufeinander.
4. Es funktioniert wie ein Scharnier und ermöglicht die Beugung und Streckung des Unterarms.
5. In der Beuge befindet sich eine Vene, die für eine Blutabnahme beim Arzt genutzt wird.
6. Wenn man sich dieses Körperteil stößt, verspürt man einen heftigen Schmerz am Musikknochen.

Antwort: Ellenbogen

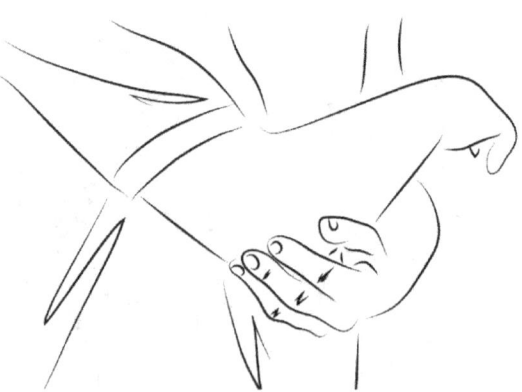

1. Gesucht wird eine der größten Gefahrenquellen des menschlichen Körpers.
2. Dieses Körperteil befindet sich auf der rechten Seite und ragt nach unten in die Bauchhöhle.
3. Optisch erinnert es an ein kleines Säckchen.
4. Es ist eine bis zu 8 Zentimeter lange Verlängerung des Dickdarms.
5. Es ist nicht lebensnotwendig und wird oft operativ entfernt.
6. Gefürchtet sind akute Entzündungen, da diese lebensbedrohlich verlaufen, wenn nicht rechtzeitig operiert wird.
7. Weil dieser Teil des Darms keinen Ausgang hat, wird er als „blind" bezeichnet.

Antwort: Blinddarm

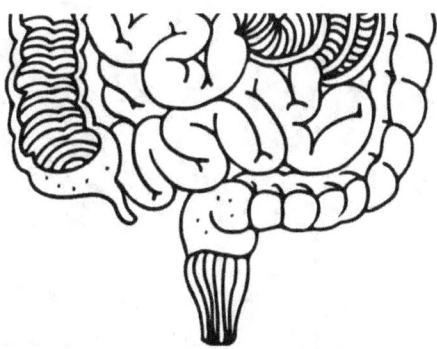

1. Gesucht wird ein Auge, das nicht sehen kann.
2. Man findet es besonders bei Frauen und Personen mit Rheuma oder Diabetes.
3. Um Schmerzen zu lindern, kann ein Schutzpolster getragen werden.
4. Es ist eine lokale rundliche Verhornung der Haut.
5. Meistens entsteht es an Druckstellen, die durch zu enge Schuhe auftreten.
6. Den Namen verdankt es seinem Aussehen, das an das Auge eines Vogels erinnert.
7. Bei Problemen mit diesem Auge ist ein Fußpfleger der richtige Ansprechpartner.

Antwort: Hühnerauge

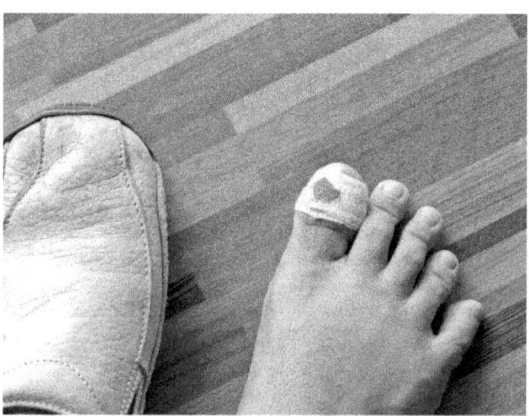

1. Gesucht wird ein kaffeebohnenförmiges Organ, das ein Schattendasein führt.
2. Es befindet sich im Bauchraum in der Nähe des Magens.
3. Innerhalb des Lymphsystems übernimmt es wichtige Aufgaben bei der Immunabwehr.
4. Es baut alte rote Blutkörperchen ab, sodass das Blut alle 120 Tage erneuert werden kann.
5. Da es nicht zu den lebensnotwendigen Organen gehört, kann es operativ entfernt werden.
6. Andere Organe können die Aufgaben teilweise übernehmen.
7. Bei einer Prellung des Brustkorbs oder einem Rippenbruch kann es leicht reißen, was lebensgefährlich ist.
8. Ein beliebter Spruch lautet: „Zwischen Leber und … passt noch immer ein Pils".

Antwort: Milz

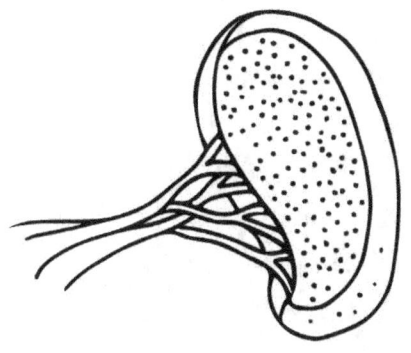

1. Wie wichtig dieses Körperteil ist, merkt man besonders dann, wenn man es nicht mehr hat.
2. Im menschlichen Körper gibt es nichts Härteres als dieses Körperteil.
3. Kinder haben hiervon 20 Stück, Erwachsene 32 Stück.
4. Bei Menschen wächst es zweimal im Leben.
5. Beim Hai wächst dieses Körperteil im Laufe seines Lebens bis zu 30.000-mal neu.
6. Es wird zum Zerkleinern und Zermahlen von Nahrung genutzt.
7. Schmerzen durch Karies sind ein häufiges Problem.

Antwort: Zahn

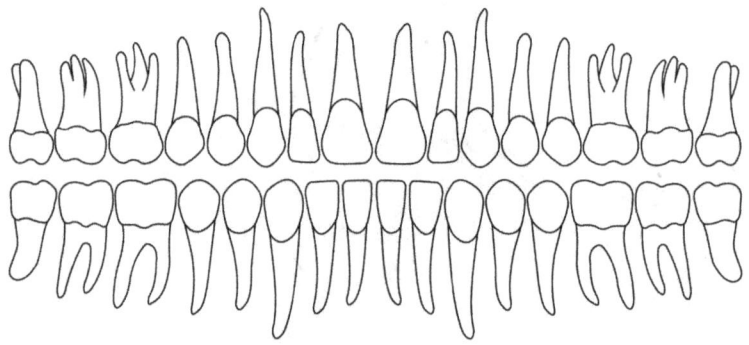

1. Gesucht wird ein typisch männliches Körperteil.
2. Frauen sind nicht begeistert, wenn sie dieses Körperteil bei sich entdecken.
3. Früher war dieses Körperteil das Markenzeichen von Göttern und Herrschern.
4. Angeblich soll es einen Mann attraktiver, sympathischer und intelligenter machen.
5. Die Meinungen hierzu gehen auseinander.
6. Bis zur Pubertät ist es nicht vorhanden.
7. Man findet es an den Wangen, an der Oberlippe oder am Kinn.
8. Um zu verhindern, dass dieses Körperteil wächst, rasieren sich Männer.

Antwort: Bart

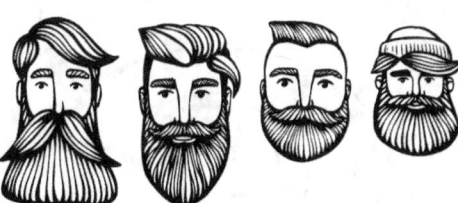

1. Gesucht wird ein dehnbares muskuläres Hohlorgan.
2. Es befindet sich im unteren Bereich der Bauchhöhle.
3. Es kann bis zu einem halben Liter Flüssigkeit aufbewahren.
4. Mehrmals täglich wird es geleert.
5. Wenn es sehr voll ist, hat man das Gefühl, es könnte platzen.
6. Über die Harnröhre wird der gespeicherte Urin ausgeschieden.
7. Wenn sich dieses Organ meldet, weil es voll ist, wird es Zeit für die Toilette.

Antwort: Blase

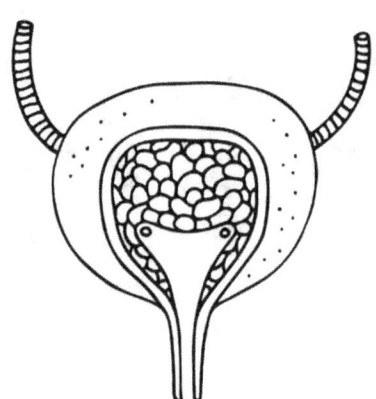

1. Gesucht wird das wichtigste Stützorgan des Menschen.
2. Es ist der am meisten belastete Teil des Bewegungsapparates.
3. Hier befindet sich ein Viertel der gesamten Knochen des menschlichen Körpers.
4. Bei Platt- und Senkvarianten ist das Längsgewölbe abgeflacht, sodass Fehlstellungen des gesamten Körpers entstehen
5. Manchmal schläft es ein.
6. Es besteht aus Ferse, Sohle, Ballen und Zehen.
7. Wenn etwas nicht richtig durchdacht ist, dann sagt man auch: „Es ist ohne Hand und ….".

Antwort: Fuß

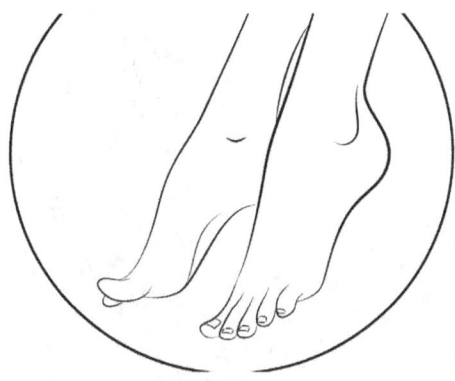

1. Das gesuchte Organ ist eine sackartige Ausweitung des Verdauungstraktes.
2. Anatomisch betrachtet ist es ein dehnbarer und elastischer Muskelsack.
3. Es befindet sich zwischen der Speiseröhre und dem Zwölffingerdarm.
4. Durch die hier anwesende Säure können eingedrungene Krankheitserreger abgetötet werden.
5. Schwer verdauliche Speisen verbleiben hier bis zu acht Stunden.
6. Bei einem Anblick von einer abstoßenden Sache glaubt man, dieses Organ drehe sich rum.
7. Wenn man hungrig ist, macht es sich durch lautes Knurren bemerkbar.

Antwort: Magen

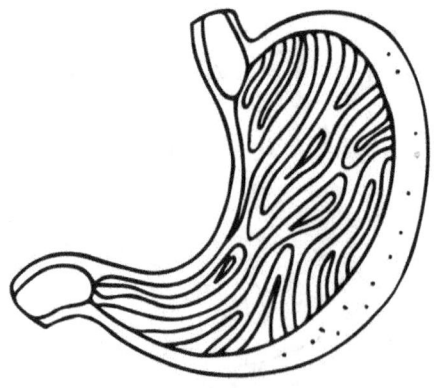

1. Dieses Körperteil hat jeder Mensch in zehnfacher Ausführung.
2. Am wichtigsten sind die beiden großen Varianten.
3. Einige Tiere haben stattdessen Hufe, Krallen oder Klauen.
4. Die Vorfahren des Menschen benutzten es zum Festklammern, so wie es heute noch die Affen machen.
5. Man kann mit diesem Körperteil greifen, aber es ist anstrengender als mit den Fingern.
6. Ein eingewachsener Nagel kann Schmerzen und Entzündungen verursachen.
7. Die beiden größten werden als Onkel bezeichnet.

Antwort: Zeh

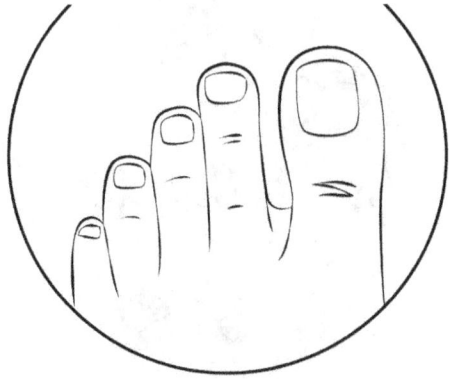

1. Dieses Körperteil findet sich bei Mensch und Tier.
2. Vom restlichen Körper ist es deutlich abzugrenzen.
3. Wenn man nicht mehr weiter weiß, möchte man es in den Sand stecken.
4. Wenn hier Schmerzen auftreten, hilft Aspirin®.
5. Manchmal zieht man es im letzten Moment aus der Schlinge.
6. Es ist einer der wenigen Körperbereiche mit einer dichten Behaarung.
7. Zu diesem Körperteil gehören Ohren, Augen, Nase und Mund.

Antwort: Kopf

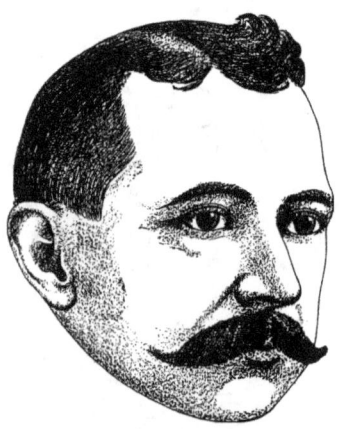

1. Bei Erwachsenen ist dieses Körperteil funktional betrachtet bedeutungslos.
2. Typisch ist die rundliche oder mandelförmige Vertiefung.
3. Bei den meisten Menschen ist es nach innen gestülpt, bei einigen nach außen gewölbt.
4. Es entsteht bei Menschen und bei fast allen Säugetieren nach der Geburt.
5. Es befindet sich im unteren Teil des Bauches.
6. Als eine Art Geburtsnarbe ist es ein Überbleibsel der Nabelschnur.
7. Wenn jemand sich für besonders wichtig hält, sagt man: „Er meint, er sei der … der Welt".

Antwort: Nabel

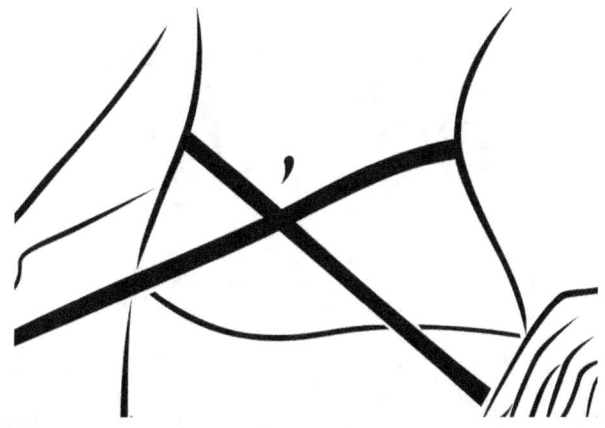

1. Gesucht wird ein Körperteil, das eine Lebensdauer zwischen 100 und 150 Tagen hat.
2. Es gehört zu den Anhangsgebilden der Haut.
3. Hiervon landet manchmal eins im Auge und ist dann sehr lästig.
4. Die Augen werden hierdurch vor Staub, Schweiß und Fremdkörpern geschützt.
5. Mit zunehmender Länge trocknen Augen schneller aus.
6. Man findet es am oberen und unteren Rand der Augenlider.
7. Es sind leicht gebogene Härchen.

Antwort: Wimpern

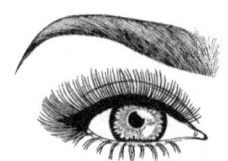 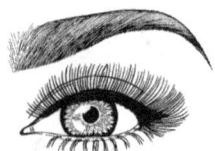

1. Dieses Körperteil hat nicht jeder und wenn, dann tritt es immer in einer größeren Anzahl auf.

2. So wie eine Schneeflocke, so ist auch dieses Körperteil immer einzigartig.

3. Am häufigsten findet man es bei Menschen mit einer sehr hellen Hautfarbe.

4. Es entsteht durch einen Pigmentfehler im Körper, was aber nicht gefährlich ist.

5. Dort, wo der Körper viel Sonne abbekommt, ist es besonders häufig anzutreffen.

6. Im Winter verschwindet es nicht, sondern es ist nur unsichtbar.

7. Es ist hauptsächlich im Sommer zu sehen.

Antwort: Sommersprosse

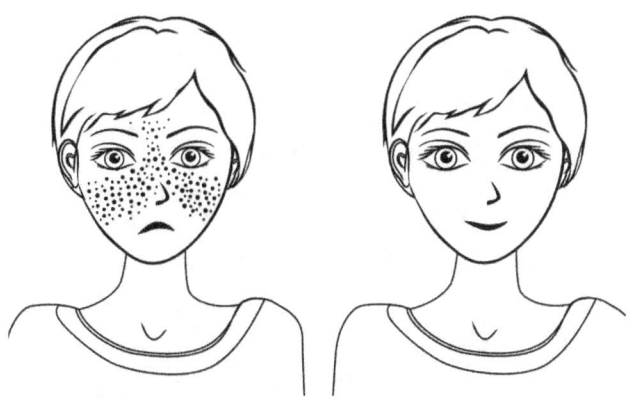

1. Verspannungen oder Verkrampfungen in diesem Körperbereich kommen häufig vor.
2. Schmerzen können in die Schultern und Arme ausstrahlen.
3. Dieses Körperteil ist maßgeblich an der Beweglichkeit des Oberkörpers und des Kopfes beteiligt.
4. Ein Schleudertrauma, das man bei Unfällen erleidet, zeigt sich hier.
5. Das gesuchte Wort beschreibt den hinteren Teil des Halses.
6. Wenn man große Angst hat, dann sitzt sie einem in diesem Körperteil.

Antwort: Nacken

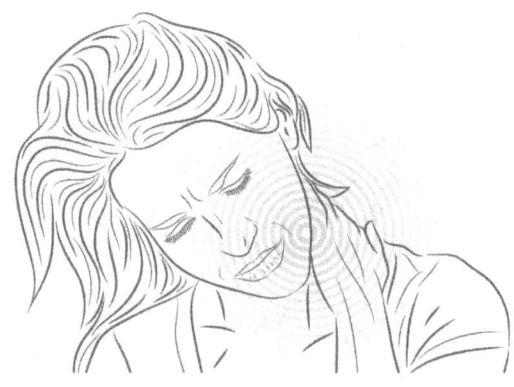

1. Gesucht wird das zweitgrößte Organ des Menschen.
2. Die Konsistenz erinnert an festen Wackelpudding.
3. Es hat eine glatte und leicht spiegelnde Oberfläche.
4. Da es über keine Schmerzrezeptoren verfügt, treten keine Schmerzen auf, wenn es erkrankt.
5. Es befindet sich im Oberbauch unterhalb der Lunge.
6. Sein größter Feind ist Alkohol - bei zu großen Alkoholmengen wird es geschädigt.
7. Wenn jemand schlechte Laune hat, dann ist vermutlich eine Laus über dieses Organ gelaufen.

Antwort: Leber

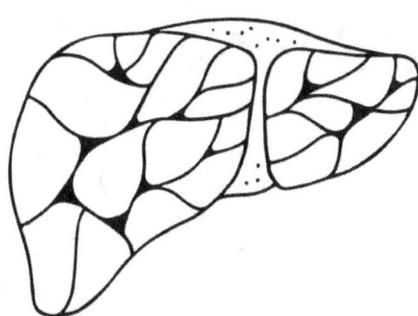

1. Dieses Körperteil ist mal rund, spitz, eckig oder knollig.
2. Es besteht aus zwei Höhlen, die durch eine Scheidewand voneinander getrennt sind.
3. Innenliegende Haare schützen vor Staub und Schmutzpartikeln.
4. Manchmal ist es verstopft.
5. Den Eingang bilden zwei Löcher.
6. Wenn jemand neugierig ist, steckt er dieses Organ hinein.
7. Wenn man etwas sehr leid ist, dann hat man dieses Organ voll.
8. Es ist ein wichtiges Sinnesorgan und für die Wahrnehmung von Gerüchen unverzichtbar.

Antwort: Nase

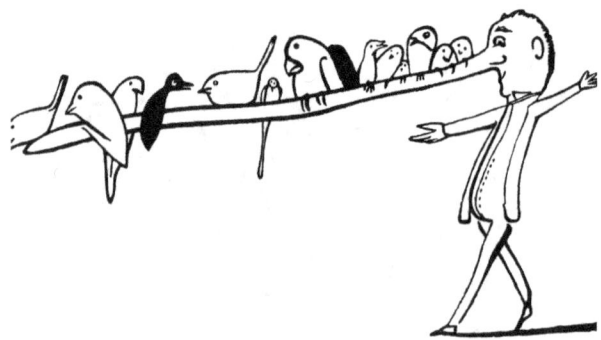

1. In diesem Körperbereich befindet sich das zweitgrößte Gelenk des menschlichen Körpers.

2. Mit zunehmendem Alter zeigen sich hier Abnutzungserscheinungen und Arthrose.

3. Eine Schädigung zeigt sich durch eine eingeschränkte Beweglichkeit und Schmerzen beim Laufen und Treppensteigen.

4. Die hier vorhandenen Gelenke sind die Verbindung der Oberschenkel mit dem Becken.

5. Das gesuchte Wort beschreibt den Körperbereich zwischen Oberschenkel und Taille.

6. Übergewicht zeigt sich an dieser Körperstelle besonders oft.

7. Wenn man sehr spontan ist, dann schießt man es aus diesem Körperteil heraus.

Antwort: Hüfte

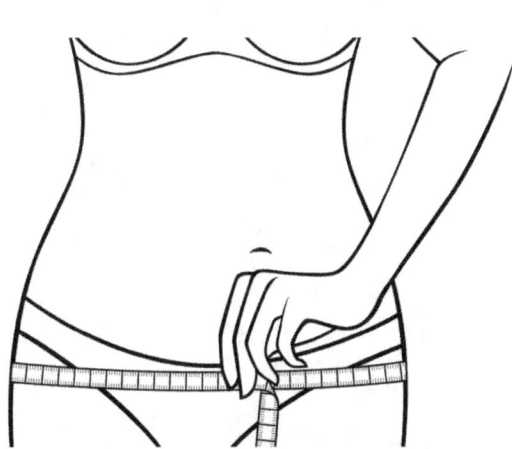

1. Hier befindet sich das beweglichste Gelenk des menschlichen Körpers.
2. Bei einem Sturz kann das hier vorhandene Gelenk leicht auskugeln.
3. Nicht nur im Gesicht, sondern auch an diesem Körperteil findet man häufig Sommersprossen.
4. In diesem Körperbereich sind die Arme mit dem Rumpf verbunden.
5. In unmittelbarer Nachbarschaft befinden sich das Schlüsselbein und Brustbein.
6. Wenn jemand kein Interesse an einer anderen Person zeigt, dann zeigt er ihr dieses kalte Körperteil.
7. Wenn man auf eine Frage keine Antwort weiß, kann man mit diesem Körperteil reagieren, indem man damit zuckt.

Antwort: Schulter

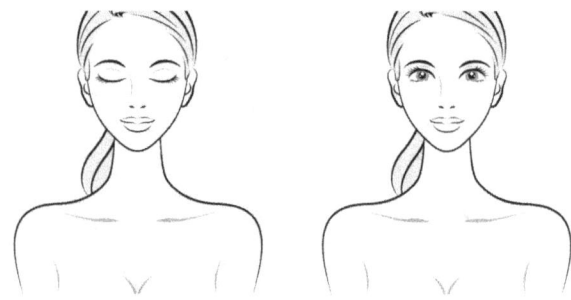

1. Wenn dieses Körperteil juckt, kann man es schlecht erreichen.
2. Es profitiert von einer starken Bauchmuskulatur.
3. Dieser Körperbereich ist anfällig für Schmerzen.
4. Manchmal hat man es hier mit einer Hexe zu tun.
5. Dieser Körperbereich ist der hintere Teil des Rumpfes.
6. Sonnencreme hierhin zu befördern, ist immer eine Herausforderung.
7. Bekannt ist das Sprichwort:
   „Ein schöner …. kann auch entzücken".

Antwort: Rücken

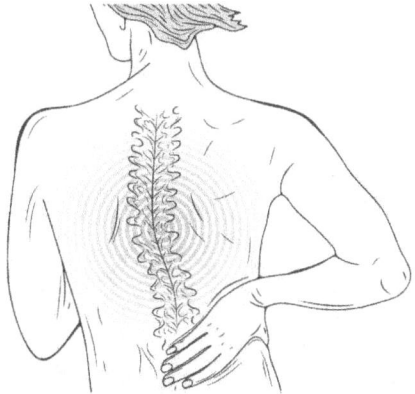

1. Gesucht wird ein Körperteil, das sich in viele verschiedene Richtungen drehen lässt.
2. Von diesem hat jeder Mensch zwei Stück.
3. Obwohl es sehr lang ist, besteht es aus nur vier Knochen.
4. Viele Tiere haben hiervon zwei vordere und zwei hintere.
5. Es ist ein Teil der Extremitäten.
6. Auch bestimmte Bereiche von Tischen und Stühlen werden so bezeichnet.
7. Bei Menschen reicht es von der Hüfte bis zum Fußgelenk.

Antwort: Bein

1. Dieses Körperteil ist öfter bei Männern als bei Frauen anzutreffen.
2. Mit zunehmendem Alter steigt das Risiko, dass sich dieses Körperteil entwickelt.
3. Nicht jeder ist darüber erfreut, wenn er die Entwicklung dieses Körperteils an sich entdeckt.
4. Manch einer besorgt sich ein Ersatzteil, um es zu kaschieren.
5. Es ist eine haarlose Angelegenheit.
6. Vorausgehend ist fast immer schütterwerdendes Haar, manchmal ist es auch eine Chemotherapie.
7. Man sagt hierzu auch Platte oder Kahlkopf.

Antwort: Glatze

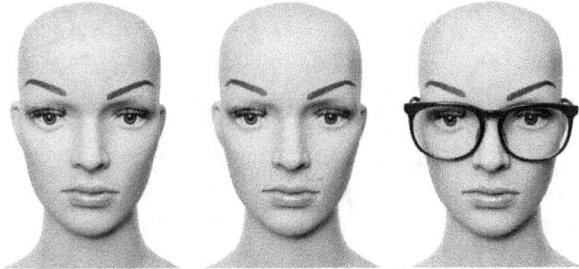

1. Gesucht wird ein Körperteil, das sich am ganzen Körper befinden kann.
2. Je sichtbarer es ist, umso störender empfindet man es.
3. Es kann als besonderes Kennzeichen im Reisepass eingetragen werden.
4. Es ist eine optische Hinterlassenschaft, die zumeist an ein unschönes Erlebnis erinnert.
5. Ein Teil des Stempels einer Blütenpflanze wird auch mit diesem Begriff bezeichnet.
6. Man erkennt hieran, dass sich dort mal eine Wunde befand.
7. Nach einer Operation oder einem Unfall ist es ein Leben lang die optische Erinnerung an dieses Ereignis.

Antwort: Narbe

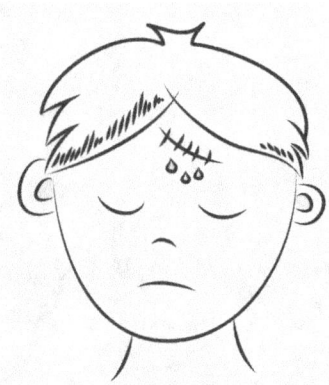

1. Gesucht wird ein Körperteil, das häufig in Verbindung mit einer Wespe gebracht wird.
2. Es steht bei Frauen häufig im Fokus.
3. Als besonders attraktiv gilt es, wenn der Umfang dieses Körperteils deutlich kleiner ist als der Umfang der Hüfte.
4. Es befindet sich zwischen der Hüfte und dem unteren Rippenbogen.
5. Es ist die schmalste Stelle des menschlichen Rumpfes.
6. Früher wurde dieses Körperteil mit einem Korsett geformt.

Antwort: Taille

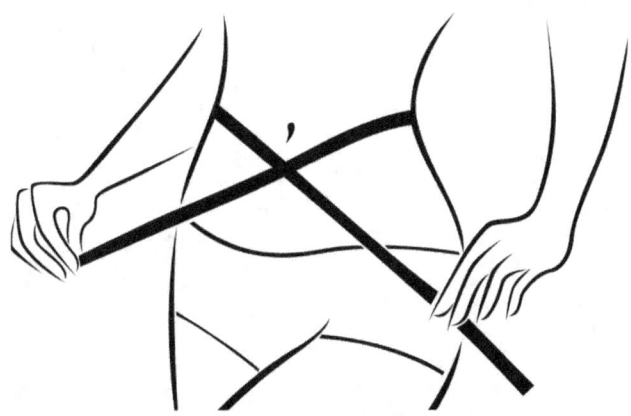

Wichtige Hinweise

Alle Angaben in diesem Buch wurden sorgfältig und nach bestem Wissen erstellt und erfolgen ohne Verpflichtung oder Garantie der Autorin und des Verlages. Sie übernehmen keine Verantwortung und Haftung für das Gelingen, sowie für Personen-, Sach- und Vermögensschäden.

Bildnachweise:

Titelbild - © yusufdemirci/shutterstock.com

Bild 1 Augenbrauen - © LUCKY_CAT/shutterstock.com
Bild 2 Daumen - © Christos Georghiou/shutterstock.com
Bild 3 Galle - © Fandorina Liza/shutterstock.com
Bild 4 Nasenspitze - © Artur Balytskyi/shutterstock.com
Bild 5 Haare - © Inna Ogando/shutterstock.com
Bild 6 Knie - © Anysh/shutterstock.com
Bild 7 Fußsohlen - © Evgenia B/shutterstock.com
Bild 8 Ohr - © Artur Balytskyi/shutterstock.com
Bild 9 Fingernägel - © Olga Kashubin/shutterstock.com
Bild 10 Mund - © grmarc/shutterstock.com
Bild 11 Hand - © ElenVD-Ausschnitt/shutterstock.com
Bild 12 Zunge - © olllikeballoon/shutterstock.com
Bild 13 Herz - © frescomovie/shutterstock.com
Bild 14 Gehirn - © Fandorina Liza/shutterstock.com
Bild 15 Mandeln - © chubphong/shutterstock.com
Bild 16 Darm - © Fandorina Liza/shutterstock.com
Bild 17 Wirbelsäule - © hiloi/shutterstock.com
Bild 18 Stirn - © Vzhyshnevska Nataliia/shutterstock.com
Bild 19 Lunge - © boscorelli/shutterstock.com
Bild 20 Auge - © Artur Balytskyi/shutterstock.com
Bild 21 Finger - © ElenVD/shutterstock.com
Bild 22 Falten - © akiradesigns/shutterstock.com
Bild 23 Haut - © OpenClipart-Vectors/pixabay.com
Bild 24 Hals - © Vzhyshnevska Nataliia/shutterstock.com
Bild 25 Lippen - © Artur Balytskyi/shutterstock.com
Bild 26 Nieren - © Fandorina Liza/shutterstock.com
Bild 27 Ellenbogen - © Anysh/shutterstock.com
Bild 28 Blinddarm - © Fandorina Liza/shutterstock.com
Bild 29 Hühnerauge - © sarasin banyen/shutterstock.com
Bild 30 Milz - © Fandorina Liza/shutterstock.com
Bild 31 Zähne - © Bro Studio/shutterstock.com
Bild 32 Bart - © redboxart-Ausschnitt/shutterstock.com
Bild 33 Blase - © Fandorina Liza/shutterstock.com
Bild 34 Füße - © Olga Kashubin/shutterstock.com
Bild 35 Magen - © Fandorina Liza/shutterstock.com
Bild 36 Zehen - © Olga Kashubin/shutterstock.com
Bild 37 Kopf - © OpenClipart-Vectors/pixabay.com
Bild 38 Bauchnabel - © Vzhyshnevska Nataliia/shutterstock.com
Bild 39 Wimpern - © LUCKY_CAT/shutterstock.com
Bild 40 Sommersprossen - © Artreef/shutterstock.com
Bild 41 Nacken - © vareennik/shutterstock.com
Bild 42 Leber - © Fandorina Liza/shutterstock.com
Bild 43 Nase - © Prawny/pixabay.com
Bild 44 Hüfte - © Vzhyshnevska Nataliia/shutterstock.com
Bild 45 Schultern - © keko-ka/shutterstock.com
Bild 46 Rücken - © vareennik/shutterstock.com
Bild 47 Bein - © MSSA/shutterstock.com
Bild 48 Glatze - © Tim Reckmann_pixelio.de
Bild 49 Narbe - © PatriciaDz/pixabay.com
Bild 50 Taille - ©Vzhyshnevska Nataliia/shutterstock.com

1. Auflage 2018
Herausgeber und Copyright©:
SuperSenior® Marketing Ltd.
Quastenhornweg 2a
14089 Berlin

www.ingramcontent.com/pod-product-compliance
Lightning Source LLC
Chambersburg PA
CBHW030053230526
45471CB00003B/1073